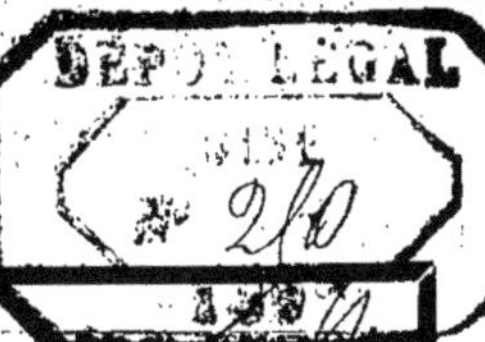

LE PASSÉ ET LE PRÉSENT

DE LA

MÉTHODE ANTISEPTIQUE

PAR

Le Dr Just LUCAS-CHAMPIONNIÈRE

Chirurgien de l'Hôtel-Dieu
Membre de l'Académie de Médecine.

———

LEÇON D'OUVERTURE D'UN COURS DE CLINIQUE CHIRURGICALE

1899

———

8, RUE DE NESLES
—
1899

CURE ·RADICALE DES HERNIES

**AVEC UNE ÉTUDE STATISTIQUE
DE DEUX CENT SOIXANTE-QUINZE OPÉRATIONS**

ET 50 FIGURES INTERCALÉES DANS LE TEXTE

In-8° de 744 pages

*Ouvrage couronné par l'Institut (Prix Monthyon, Académie
des Sciences, 1894).*

Prix : 12 francs

Cet ouvrage est l'exposé complet des méthodes de l'auteur
qui a pratiqué aujourd'hui en les suivant, plus de huit cents
opérations.

LE PASSÉ ET LE PRÉSENT

DE LA

MÉTHODE ANTISEPTIQUE

Ce n'est pas sans une réelle émotion que je suis entré à l'Hôtel-Dieu et que je prends la parole pour la première fois dans cet amphithéâtre.

Ne croyez pas que ce soit la majesté du lieu qui motive cette émotion. Je sais bien que l'Hôtel-Dieu a plutôt les allures mystérieuses d'un mausolée que les caractéristiques d'un hôpital.

Mais nous ne devons pas être aussi sensible aux milieux où nous exerçons. Pour ma part, j'ai pratiqué la chirurgie dans des milieux si divers, si mauvais ou si répugnants et dans de telles conditions, que je suis peut-être le dernier de ceux que le milieu pourrait impressionner.

Le bâtiment même n'a plus le caractère d'antiquité. Nous n'avons plus guère de l'Hôtel-Dieu que le nom. Il nous faudrait passer la Seine, pour retrouver les derniers vestiges des vieux bâtiments dans lesquels s'est terminé le drame hospitalier des siècles passés.

Mais pourtant ce nom vous rappelle tout le passé dont les restes matériels ont disparu. J'ai vu moi-même, étant externe à l'Hôtel-Dieu en 1863, ces restes et je pourrai en bien des occasions vous en parler en connaissance personnelle.

Les chirurgiens qui ont pratiqué et professé à l'Hôtel-Dieu ne sont pas tous également célèbres, mais leur souvenir est celui de la tradition. On peut dire qu'ils ont personnifié les connaissances chirurgicales en professant la chirurgie, telle qu'elle était constituée de leur temps.

Cet enseignement, nous le connaissons surtout pour notre siècle. On peut dire même que, sauf pour Maisonneuve,
qui fut un isolé, une sorte de franc-tireur de la chirurgie,
les chirurgiens de l'Hôtel-Dieu forment un groupe qui rappelle les traditions chirurgicales de plus des trois quarts du
dix-neuvième siècle.

Pour le siècle qui vient de s'écouler, voici la plupart des
noms : Desault, Petit, Pelletan, Dupuytren, Marjolin,
Breschet, Blandin, Roux, Jobert, Laugier, Robert, Philippe
Boyer, Maisonneuve, Richet, Voillemier, Guérin, Cusco, Le
Fort.

La seule énumération de ces noms me paraît suffisante
pour vous rappeler combien la critique serait intéressante
et les tentations qu'elle m'offrirait. Je voudrais m'y laisser
aller d'autant moins, que cette critique paraîtrait amère et
peut-être osée, outrecuidante même. Elle s'attacherait
presque fatalement à un certain nombre de noms, presque
contemporains, que vous êtes accoutumés à considérer
comme justement célèbres.

Les hommes qui ont porté ces noms ont été les maîtres
de la chirurgie. Ils ont représenté une certaine tradition et
si je m'étendais sur leur histoire, j'aurais surtout à vous
parler de leurs erreurs ou de leur insuffisance, à vous montrer que tant de choses enseignées comme des dogmes
comportaient les erreurs scientifiques les plus grossières
et les défauts de pratique les plus pernicieux.

Vous verriez même que les plus rapprochés de nous se
sont épuisés dans une lutte toute vaine contre le progrès.

Je vous assure qu'il y a dans ce souvenir la source d'une
émotion réelle.

Ces hommes, ces savants illustres ont été laborieux, instruits, consciencieux, et ils ont passé tant d'années à se
tromper grossièrement et à tromper ceux auxquels ils ensei-
gnaient. Il faut que nous vous le montrions aujourd'hui et
que nous vous l'expliquions, et notre enseignement de tous
les jours devra sans cesse vous confirmer dans cette appré-
ciation !

Mais, me direz-vous, ce n'est pas là chose neuve ; voici
plus de trente années que vous avez entrepris cette tâche,
vous avez passé une partie de votre vie à démolir la science
chirurgicale de vos maîtres. Aujourd'hui, l'œuvre est si bien
accomplie, que tout le monde est presque d'accord sur les
erreurs du passé. Personne ne songe plus à défendre ce
passé. On est si bien d'accord, que beaucoup de gens, qui
n'ont pris aucune part au bon combat, ont affirmé leur rôle
dans l'évolution de la chirurgie moderne, en faisant le possible pour effacer le vôtre. Voici, maintenant que vous êtes

pris d'un remords rétrospectif ? Vous manifestez quelqu'envie de renoncer aux enseignements d'autrefois.

Non, messieurs. Je continuerai à affirmer ici tous les principes modernes, même quand ils détruiront les enseignements auxquels j'ai été le plus attaché.

Mais si l'âge n'a pu me délivrer de mon esprit révolutionnaire, il m'a appris le respect des traditions, même de celles que l'on démolit.

Les traditions ont droit à tous nos respects parce qu'elles ont constitué la science. Nous n'avons pas même le droit de mépriser la routine.

C'est par la routine et par la tradition que la science résiste à l'œuvre destructrice des ignorants. Je crois qu'il ne faut jamais l'oublier et que nous aurons toujours profit, même en démolissant l'œuvre du passé, à le faire prudemment, respectueusement, en quelque sorte de façon à ne pas oublier ce que l'expérience des siècles avait appris à nos anciens.

Je tiendrai à vous montrer la faute commise en ce sens par nos maîtres eux-mêmes. Je chercherai à vous apprendre à ne pas commettre cette erreur que nos pères et nos maîtres ont commise. Il est facile, en effet, de constater que si ils se sont trompés, si ils ont maintenu la science dans un état d'infériorité frappante, c'était parce qu'ils avaient détruit l'œuvre du passé avec une légèreté coupable.

J'ai lu quelque part que lorsque les abeilles construisent leurs cellules de cire, quelques-unes d'entre elles soit par infirmité de leurs membres, soit par variété de leur cerveau que nous ne connaissons guère, construisent des cellules irrégulières. Leurs compagnes aussitôt les mettent à mort, et grâce à leur suppression, la tradition de la cellule se conserve ainsi aussi parfaite que possible.

Je ne vous garantis pas le fait, mais il est très suggestif. Il n'est pas aussi différent que l'on pourrait le croire de ce qui se passe pour l'homme. Dans toute société, cette défense est nécessaire contre toute innovation, et l'homme la pratique pour son compte. Il a beaucoup de manières de détruire son semblable lorsqu'il apporte quelque nouveauté dans sa tradition et dans sa vie.

Si jamais vous participez à quelque révolution, même scientifique, vous l'éprouverez pour votre compte. Je vous conseille même bien sincèrement, si dans vos ambitions vous attendez la gloire et la fortune, de prendre la science toute faite et de ne jamais enseigner ou pratiquer que ce que les autres auront enseigné ou pratiqué avant vous. D'abord, votre labeur sera beaucoup plus simple. Puis vous aurez beaucoup moins de chances d'être attaqué, diminué et supprimé.

On a peut-être tort de se débarrasser ainsi de ses contradic-
teurs, mais l'excuse de la malveillance des hommes pour les
novateurs est très valable. Si l'on n'était en défiance cons-
tante contre le nouveau, aucune science ne subsisterait. Ce
n'est pas le succès des inventeurs qui surgirait pour la rem-
placer. Ce serait le succès des ignorants pour lesquels l'invention est toujours facile, puisqu'ils ne savent pas. Ils se
donneront la peine d'apprendre d'autant moins qu'ils se-
ront plus assurés de votre confiance, de votre faiblesse, de
votre ignorance ou de votre mépris des traditions.

Or, dans les périodes de révolution de la science, ces mou-
vements sont d'autant plus à redouter, que lorsque tout est
transformation, on voit tout à coup une réaction se faire
contre les choses établies et de nombreuses individualités
sont prêtes à accueillir comme nouveau tout ce qui est mal
connu, tout ce qui est incomplet. Sous prétexte de découverte ou d'amélioration, on vous apporte sans étude préala-
ble toutes les conceptions personnelles d'imaginations am-
bitieuses qui trouvent, dans leur ignorance du passé, tout
le secret de leurs découvertes.

Voilà, messieurs, pourquoi j'éprouve une réelle émotion à
la pensée que dans ce temple de la tradition, je vais professer,
pendant les années qui me restent, des préceptes révolution-
naires. Voilà pourquoi, en inaugurant un enseignement que
je veux faire surtout clinique et pratique, j'ai voulu consacrer
cette première leçon à un coup d'œil sur l'histoire chirurgicale de notre temps, sur l'évolution historique de l'antisepsie,
pour vous indiquer d'une manière générale ce qui est vrai
dans l'évolution du progrès, la raison pour laquelle il s'est
imposé aux traditions du passé, et les raisons scientifiques
qui s'opposent à ce qu'aujourd'hui, pourvus de notions précises scientifiques, nous nous laissions égarer par les prétentions de la multitude des inventeurs de progrès trop fa-
ciles.

Je veux, en un mot, vous apprendre une prudence,
une circonspection, un respect de la science qui n'est peut-
être pas à la mode en ce moment, mais que notre expérience doit vous imposer.

J'ai eu de nombreuses occasions de montrer que si *la chirurgie moderne* avait complètement rompu avec la pratique
et avec la théorie que nous avaient enseignées nos maîtres
directs, ceux du XIXe siècle, elle n'était pas sans relations
avec *la chirurgie du passé*.

La notion bien nette de ces rapports et le fait que tous
les Maîtres de notre temps avaient répudié cette chirurgie
du passé, nous donnent le secret de la décadence de la chirurgie au commencement du XIXe siècle.

En étudiant le dix-huitième siècle et même les sciècles

précédents,on pourrait retrouver de précieuses notions pratiques et théoriques qui nous apprennent que les gens de cette époque étaient plus près de nous que les chirurgiens du dix-neuvième siècle.

Même, depuis mes publications, cette recherche est devenue à la mode, et sans que l'on ait fait dans le passé des découvertes bien précieuses au point de vue pratique,on a pu mettre en relief des faits intéressants pour l'histoire de la science.

J'ai même donné une raison historique de l'éclipse de la science et de la pratique chirurgicale qui nous paraît à bon droit si bizare aujourd'hui.

La chirurgie du dix-huitième siècle vivait sur les traditions du passé. Elle savait par cette expérience qu'il y avait des substances qui favorisaient la réparation des plaies. Il existait pour elle des substances *cicatrisantes* comme il y avait des substances *pourrissantes, fondantes* et *résolutives*.

Elle avait sur l'action de ces substances des théories très imparfaites, mais elle employait surtout des substances *antiseptiques* et même antiseptiques de grande puissance.

D'après les auteurs de ce temps, la pratique avait une certaine régularité et une efficacité relative dues à une technique un peu compliquée que nos Maîtres immédiats avaient coutume de plaisanter.

Même à bien des reprises, nous pouvons retrouver dans des auteurs différents, surtout dans ceux du dix-septième siècle, la notion de la nocivité de l'action de l'air sur les plaies et les modes de la protection. J'ai cité Magatus au XVIIe siècle.

Vient la révolution française destructive de toutes les traditions, et la science est fortement ébranlée comme toutes les œuvres humaines.

Puis l'épopée Napoléonienne est survenue. Les chirurgiens à tradition ont vite disparu. La chirurgie a été représentée par des hommes d'action, qui sont arrivés aux armées avant d'avoir fait leurs études et qui passaient leurs examens en touchant barre à Paris dans les semaines de calme.

Que pouvaient faire ces hommes si intelligents et si primesautiers qu'ils pussent être ? Suffire par leur énergie aux besoins du moment, lutter contre l'absence de tous soins et de toute action régulière.

Ils ont rendu à leur pays les grands services qu'ils pouvaient rendre. Mais quand on nous présente leur souvenir comme celui de grandes figures scientifiques,on nous trompe absolument, et il suffit de parcourir les œuvres qu'ils ont laissées pour voir combien *toute tradition, toute science proprement dite* en était absente.

Ce qui s'est passé en ce temps en France, s'est passé en tout pays d'Europe. Le calme revenu, il a fallu réédifier la science chirurgicale comme il a fallu réédifier toutes choses.

Or, qui sait l'histoire de notre siècle, se rappelle l'impétuosité du mouvement de rénovation. On sait avec quelle singulière vanité les enseignements du passé étaient rejetés. La renaissance de l'anatomie et de l'anatomie pathologique absorbèrent tous les esprits. L'observation personnelle parut devoir suffire à donner à chacun la raison de toutes choses et devenir la source de toute science.

On voulut expliquer par une anatomie et une physiologie grossières tous les phénomènes qu'on ne comprenait pas. La science chirurgicale eut la prétention d'être nouvelle comme l'anatomie, la physiologie et plus près de nous l'histologie.

Elle était nouvelle en effet. Quand je fus élève ici à l'Hôtel-Dieu, c'était un dogme que la théorie de la réparation des plaies. Celle-ci devait suivre une évolution fatale liée surtout à la nature anatomique de la région blessée.

La suppuration et le bourgeonnement des plaies étaient une nécessité.

Les séreuses étaient intangibles *de par leur nature.* On ne pouvait toucher ni aux synoviales ni au péritoine, ni aux veines ni aux lymphatiques, sous peine d'une inflammation spéciale.

Quant aux accidents des plaies, ils étaient produits par une sorte de fatalité. L'encombrement hospitalier en donnait une raison facile. La théorie de l'infection purulente par l'absorption des miasmes par le poumon ou la théorie de la phlébite ou de la lymphangite, sans préoccupation du mode d'infection des plaies expliquaient tout.

Quant aux topiques appliqués sur les plaies, ils étaient indifférents pour les anatomo-pathologistes. Personne n'osait plus parler *des substances cicatrisantes, des maturatifs et des fondants.*

La chirurgie pouvait se faire avec de l'eau, avec des cataplasmes, avec de la charpie, le topique était indifférent. La seule substance à laquelle on fit l'honneur de l'éloigner du contact des plaies, c'était le coton. Vous trouverez encore, courant le monde, cette notion qu'on ne peut appliquer de coton sur les plaies. Vous pouvez ajouter que le cataplasme de farine de lin, la source de tant de maux et de tant de morts, est une invention du XIXe siècle.

Cependant, quel que fût le topique adopté, la chirurgie était si meurtrière qu'en la comparant à celle d'aujourd'hui on peut dire qu'elle n'existait pas.

Pour les opérations les plus simples, la mortalité due aux

complications des plaies : infection purulente, érysipèle, lymphangites septiques, etc., était telle que la chirurgie n'avait aucune sécurité. Loin des grandes villes, la chirurgie, avec moins de complications, était moins meurtrière, mais toujours misérable.

Mais même à la campagne, l'inflammation, la suppuration proprement dite imprimait une gravité sans recours à toutes les opérations faites sur les séreuses en général et sur le péritoine en particulier.

Cependant le temps venait où la résignation aux hécatombes de la chirurgie devait céder la place à une sorte de révolte contre les doctrines régnantes. Cette révolte fut caractérisée par un retour à la doctrine de *ces topiques qui modifient la réparation des plaies.*

Pour certains, ce fut un retour pur et simple à des pratiques anciennes.

Il faut citer au premier rang les pansements à l'alcool. On ne doit pas oublier que dans les siècles passés le pansement à l'esprit de vin avait joui d'une vogue parfaitement justifiée.

On se servit d'alcool pur. Mais on se servit aussi, comme Le Cœur, de Caen, d'alcools composés ; et ces alcools composés n'étaient que les vieilles formules des baumes d'autrefois.

On se servit de perchlorure de fer, de baumes, de résines, de glycérine. Le camphre jouit d'une faveur qui n'est pas oubliée. Mais une substance devait avant tout attirer l'attention : le goudron.

Notez encore que le goudron avait été de tout temps une substance chirurgicale. Ce fut un des meilleurs éléments de la chirurgie des Arabes.

Le goudron nous revint comme goudron de houille, et le *coaltar*, qui sous son nom anglais n'est que le goudron de houille, fit surtout parler de lui vers 1860.

L'action modificatrice qu'il exerçait sur la surface des plaies était évidente, ce qui n'empêcha pas l'immense majorité des chirurgiens d'en repousser l'emploi.

L'acide phénique, l'un des sous-produits du goudron, devait rapidement lui succéder. Une fois que l'expérimentation se fut adressée à cette précieuse substance, il était impossible qu'elle ne fût pas retenue au moins par des esprits observateurs et curieux.

Deux hommes surtout ont laissé leur nom dans l'histoire chirurgicale de la thérapeutique par l'acide phénique. L'un de ces deux hommes est aujourd'hui l'objet d'une exaltation rétrospective, c'est Déclat. L'autre, qui semble avoir eu une intuition beaucoup plus scientifique de l'action de l'acide phénique, Lemaire, est assez parfaitement oublié.

Les gens de leur temps peuvent constater cette ironie du sort. Tous deux s'accusaient hautement et réciproquement de s'être volé en matière scientifique et expérimentale.

Il nous est bien difficile, aujourd'hui, de décider entre eux. Mais un lecteur impartial s'apercevra facilement que toutes les publications de Lemaire ont une tournure infiniment plus scientifique que celles de Déclat. Pour ma part, j'incline à penser que ce fut bien Lemaire qui avait entrevu les conditions scientifiques de la réparation, et le rôle des parasites ou même de leurs germes.

En pointant les phrases de ses ouvrages, on y trouve rétrospectivement de ces phrases prophétiques qui suffisent aujourd'hui à faire attribuer à un homme les plus grandes découvertes.

Si un homme plus instruit que Déclat ou que Lemaire avait repris leurs expériences, peut-être en serait-il sorti quelque chose. Mais cet homme ne vint pas. La chirurgie de Lemaire, comme celle de Déclat, se borna à constater que sous les topiques phéniqués, la suppuration s'atténuait, les plaies se réparaient plus vite, et les accidents des plaies se produisaient moins. C'était, avec quelqu'amélioration, le fait signalé pour le goudron, pour l'esprit de vin et pour tant d'autres topiques.

L'emploi de l'acide phénique, pour poursuivre toutes les formes de la putréfaction et de la fermentation, aurait dû intéresser au plus haut degré, et les livres de Lemaire sont sur ces sujets pleins de précieux renseignements. Là encore, j'estime qu'on a été injuste pour Lemaire. Si ces faits avaient été étudiés en leur temps, ils auraient eu des conséquences incalculables pour l'hygiène et l'économie sociale.

Quant à Déclat, en ce qui concerne l'acide phénique administré à l'intérieur, il suffit d'étudier cette application à la pathologie interne pour bien voir combien il était loin de la question qui allait surgir, combien il était éloigné de la conception scientifique que ses amis ou ses héritiers veulent lui attribuer après coup, pour en dépouiller ceux qui l'avaient nettement formulée dès le début. Confondre la question de l'antisepsie chirurgicale et la question de l'acide phénique, c'est montrer une ignorance chirurgicale volontaire ou involontaire.

Messieurs, l'œuvre de Lister comme celle de Pasteur ont été précédées de bien des tentatives, d'efforts plus ou moins parfaits. Ces tentatives, d'Aristote à Raspail, ne diminuent en rien l'œuvre de Pasteur. Elles ne diminuent pas davantage celle de Lister. C'est à Lister que commence la chirurgie moderne. Elle ne commence pas à lui parce qu'il a employé l'acide phénique d'une façon plus heureuse que ses contemporains ; elle commence à lui parce qu'il a trouvé la *formule nouvelle de la réparation des plaies.*

En 1865, Lister, qui avait reproduit les principales expériences de Pasteur, eut la pensée que les accidents des plaies pouvaient être attribués aux germes ambiants que Pasteur venait de démontrer dans l'air et sur tous les objets qui nous environnent.

Il eut la pensée que si on purifiait les plaies, les instruments, les objets de pansements, et si on empêchait, par un pansement, les germes de l'air de parvenir sur les plaies, elles se répareraient comme les plaies sous-cutanées sans complications. Ayant fait ses premières expériences sur des fractures compliquées, il les vit guérir comme des fractures simples.

Il appliqua le système aux opérations, et reconnut que non seulement il prévenait les accidents des plaies, mais qu'il prévenait la suppuration. Il affirma alors que la suppuration n'était pas un phénomène fatal de la réparation des grandes plaies, et établit toutes les conditions de la réunion par première intention qui, jusque-là, n'avait jamais été due qu'au hasard et qui, de ce jour, devint la règle normale de la réparation des plaies (Leeds 1867).

Lister formula des pansements assez compliqués et choisit pour agent parasiticide l'acide phénique, ce qui n'était guère surprenant dans un pays dans lequel à cette époque on allait l'acheter quand on voulait l'avoir un peu pur. Les essais poursuivis pour arrêter par son action la putréfaction dans les égouts, avaient contribué à lui inspirer cet emploi.

Mais il eût pu employer un autre antiseptique et obtenir les mêmes résultats. Il fut même le premier à indiquer cette possibilité ; et, lorsqu'il employa l'acide borique et le chlorure de zinc conseillés empiriquement jusque-là, il put le faire suivant la même formule ou en combinant leur action avec celle de l'acide phénique.

Ce qui fait la gloire de Lister, c'est d'avoir sorti la chirurgie de son *état empirique* pour l'amener à l'*état scientifique.*

Il a pu donner à nos opérations sinon une certitude mathématique, au moins une constance dans les résultats telle, qu'on peut en indiquer couramment les chances réelles.

La vérité scientifique avait été si bien établie par lui que, depuis ce jour, rien n'en a été changé.

L'ignorance des uns et la *mauvaise volonté* des autres ont dû s'associer pour affaiblir cette part scientifique du grand chirurgien. Elles n'ont abouti à aucun résultat et le progrès chirurgical de Lister est resté intangible dans ses éléments scientifiques.

Je sais bien que pour tromper l'histoire, on a fait dire à

Lister qu'il n'avait cherché *de germes* que *dans l'air*, et que
depuis on a démontré que les germes de l'air sont négli-
geables.

Mais ceci ne saurait être soutenu que par des ignorants.
Lister, dès le début, prépara ses mains, ses éponges, ses instruments, ses fils, son champ opératoire.

Il attribua sans doute une part très réelle aux germes de
l'air contre lesquels il chercha à se défendre sans préjudice
des autres.

Ceux-ci sont moins redoutables qu'il ne l'avait crû. Je le
veux bien. Mais voici qu'on reconnaît qu'ils ont tout de
même une large part et que l'on revient à des pratiques
chirurgicales qui les visent. Si bien que, même sur ce point,
quelque secondaire qu'il fût, Lister avait encore raison.

Le fond de la doctrine Listerienne était établi déjà *en
1868, lorsque je le visitai à Glascow* et depuis elle n'a fait
que se préciser.

Lister avait établi que la réparation normale des plaies
ouvertes et protégées était identique à la réparation des
plaies sous-cutanées.

L'accès des germes extérieurs, *des éléments de fermentation*, engendrait les complications des plaies chez un certain nombre d'opérés.

Chez tous elle était susceptible d'engendrer la suppuration.

La réparation est identique quel que soit le tissu intéressé.

Les plaies peuvent subir une complication non septique
due à la distension par les liquides, complication qui pré-
dispose à l'envahissement par les germes.

L'action d'un antiseptique peut prévenir toutes les complications et assurer la régularité de la réparation sans suppuration.

L'action de l'antiseptique doit être puissante, mais elle ne
doit pas être prolongée.

L'antiseptique est aussi meurtrier pour l'élément anatomique que pour le germe et l'élément microbien. Il faut
donc s'assurer qu'une fois l'effet suffisant obtenu, on pro-
tégera l'élément anatomique contre lui (Réunion par première intention — protective — suppression du lavage des
plaies, etc.).

Lister avait suivi Pasteur *pas à pas* pour établir sa théorie et sa pratique. Sa doctrine avait toutes les rigueurs
des expériences et des doctrines de Pasteur qu'il avait re-
produites et variées.

Les théorèmes de science chirurgicale qu'il avait formu-
lés avaient de véritables corollaires.

— L'un des plus importants était celui qui avait trait au *catgut*, à *la ligature résorbable*, qui suffirait à la gloire d'un chirurgien. En effet, il établit les conditions qui assuraient l'innocuité et la résorption de cette ligature. — La chirurgie en a tiré des bénéfices incalculables. Si elle n'a pas toujours donné tout ce qu'elle pouvait donner, cela tient aux modifications que l'on a voulu apporter à sa manière de faire, sous prétexte de perfectionnement, et ceci grâce à une forme de cet esprit révolutionnaire des ignorants à laquelle je faisais allusion tout à l'heure.

— L'application du *drainage pour le sang et la sérosité* fut un autre corollaire précieux de ces doctrines. J'y reviendrai.

— La théorie de la suppuration que les fondateurs de la théorie cellulaire s'étaient vainement ingéniés à établir se trouvait établie du même coup.

— Observateur sage, il n'abuse pas, comme ses contemporains, des théories septicémiques et il admet *la fièvre traumatique* par *irritation* directe des tissus vivants.

· — En ce qui concerne sa pratique, il fut le premier à démontrer par l'expérience qu'il pouvait varier les antiseptiques presqu'à l'infini, tout en insistant sur ce fait que l'acide phénique restait l'antiseptique vulgaire et fidèle de l'action la plus assurée.

A l'heure actuelle, vous entendez bien des gens vous dire que de l'œuvre de Lister il ne reste rien d'intact parce que le pansement a été modifié. Mais il y a tant de gens qui parlent de ces choses et qui ne les ont jamais étudiées, qu'il ne faut pas en être surpris.

Lister lui-même a modifié plusieurs fois sa technique. Le progrès moderne n'était pas fatalement attaché à une technique. C'était la théorie qui était le point capital du progrès. C'était l'œuvre scientifique qui différait la pratique de Lister de toutes les pratiques qu'on a voulu rapprocher de la sienne ; et cette œuvre était un enfant bien direct et bien légitime de l'œuvre Pastorienne.

Bien que le moi soit haïssable, permettez-moi de dire un mot de moi-même. En le faisant, j'ai une excuse bien naturelle. Il s'agit d'histoire moderne et les contemporains ont toujours peu de tendance à vous rendre justice. Si encore je n'étais pas Français, j'aurais quelque chance de trouver des gens en France pour parler de moi sans trop de défiance, peut-être même avec bien des louanges. Mais je suis Français et il me faut bien dire, moi-même, un mot du rôle que j'ai joué dans cette évolution de la chirurgie contemporaine.

Il y a plus de trente ans, c'était en 1868, je vis Lister pour la première fois. C'était un bien petit personnage, et je n'étais qu'un élève en troisième année d'internat. J'ai bien le droit de vous dire avec quelque fierté que je compris, dès ce jour-là, la portée de la découverte qu'il me signala, que je vis ce qu'aucun *chirurgien français ni étranger* n'avait compris à ce moment. La première publication que je fis en janvier 1869 en est le témoignagne. Sans interruption depuis ce jour, je suis revenu sur ce sujet pour préciser et répandre le progrès scientifique.

J'avais vu la preuve révolutionnaire et j'avais compris que tout était fini de nos doctrines et de nos pratiques chirurgicales. Si je ne pus faire une application immédiate, c'est que je n'en eus aucun moyen avant d'être chirurgien des hôpitaux, ce qui arriva en 1874, époque à laquelle je me mis à l'œuvre, et pus avec autorité faire sur la matière des publications importantes appuyées, dès lors, sur mon expérience personnelle et sur mes démonstrations dans mes services.

Permettez-moi de vous dire que mon rôle personnel dans ce cas ne se borna pas à une publication pure et simple, à une traduction des œuvres de Lister.

Lister n'a jamais publié que des mémoires scientifiques ou des leçons cliniques. J'ai présenté, moi, sa doctrine en la formulant de telle façon qu'elle pût être acceptée chez nous et en bien des pays, par les esprits prévenus contre elle.

A une époque à laquelle la chirurgie se traînait dans des actions lamentables j'ai fait une chirurgie si active qu'un professeur de la Faculté me dit qu'on devrait me faire passer en cour d'assises. Partout j'ai développé la chirurgie Listérienne.

En feuilletant les bulletins de la Société de chirurgie depuis 1875, on pourrait prendre une faible idée de l'importance de cette campagne.

J'ai le premier appliqué aux accouchements la doctrine Listérienne en montrant qu'une Maternité pouvait donner à l'accouchée la sécurité absolue. Je suis même assuré aujourd'hui que si les accoucheurs avaient serré de plus près la doctrine comme je l'avais fait moi-même, ils seraient mieux armés qu'ils ne le sont aujourd'hui. Fatalement ils reviendront aux principes de cette pratique que j'avais inaugurée.

En adaptant la doctrine Listérienne à toutes les formes de l'action traumatique, en créant des opérations nouvelles, ou en renouvelant absolument la pratique de certaines opérations anciennes, j'ai eu l'occasion de combats incessants pour la bonne cause. J'ai pris une part active aux progrès. Mais comme je suis un philosophe plein d'horreur pour l'éclectisme qui représente la science et la philosophie de ceux qui n'ont ni science ni philosophie, j'ai toujours suivi de près la doctrine Listérienne qui me paraissait l'expression de la vérité et je compte bien vous démontrer que j'ai eu raison de n'accepter aucune transaction pour la théorie.

Je me suis formé une technique personnelle qui est fixée déjà par bien des années d'expérience heureuse. Je pourrais même ajouter que si je suis aujourd'hui à l'Hôtel-Dieu où vous me faites l'honneur de m'écouter, c'est que décidé par ce que je savais et ce que je voyais de l'état actuel de la chirurgie, j'ai pensé qu'il y avait pour moi un véritable devoir à reprendre un enseignement qui me paraissait avoir été quelque peu faussé.

Voyons en effet ce que sont devenues la doctrine et la pratique Listérienne ?

Dès le début parmi les disciples de Lister deux courants très nets se sont dessinés.

Ceux qui l'avaient étudié de près se sont fait une loi de le suivre plus exactement encore dans ses principes que dans une technique qui devait fatalement bien varier avec la variété des opérations et des milieux.

J'ai conduit ainsi, pour ma part, des chirurgiens qui sont devenus légion, non seulement parce qu'ils m'ont vu faire, mais parce que mes ouvrages traduits en anglais, en espagnol, en italien, en russe, ont encore un grand nombre de fois été reproduits en toutes langues même en Français, sans que l'auteur en ait toujours été cité.

Puis il s'est formé toute une école moins fidèle de chirurgiens qui, en adoptant les principes de la méthode, ont cru devoir renchérir sur les pratiques de l'auteur.

Ce fut là un travers bien commun qui me paraît avoir été le début de tant de déviations.

Volkmann et Nussbaum, l'un à Halle, l'autre à Munich, les deux grands chirurgiens allemands qui jouèrent un rôle si considérable dans la diffusion de la chirurgie antiseptique à peu près à l'époque où je la représentais en France, se firent aussi les promoteurs de cette exagération.

Nussbaum rapportait qu'au cours de ses ovariotomies, il versait la solution phéniquée forte abondamment dans le péritoine. Volkmann employait un arrosoir pour inonder les plaies et on ne pouvait entrer dans son amphithéâtre opératoire qu'avec des sabots.

Tout naturellement un certain nombre de chirurgiens français s'empressèrent d'adopter ces exagérations plutôt que d'avouer qu'ils avaient demandé la vraie doctrine à leur compatriote de Paris.

Je ne veux diminuer en rien le rôle considérable des grands chirurgiens Allemands que je viens de citer ; j'ai dit, ailleurs, quel soin j'ai pris de suivre leurs travaux et leur pratique. Mais je puis dire que ces exagérations inutiles, étrangères à la pratique de Lister, conduisirent aux accidents des antiseptiques phéniqués et contribuèrent certainement à faire adopter le sublimé, antiseptique médiocre et dangereux au point de vue chirurgical et obstétrical, dont le moindre inconvénient fut de faire perdre une partie de la certitude des résultats de la pratique nouvelle.

L'emploi de l'iodoforme adopté par l'immense majorité des chirurgiens permit de prolonger la durée des pansements. Mais il enleva un peu de la régularité, de la perfection, de la réparation des plaies telle que l'on l'observait sous le protective. J'ai adopté l'iodoforme par raison de commodité, mais je ne puis m'empêcher de constater le fait.

L'abus des antiseptiques que jamais Lister n'avait conseillé à conduit la chirurgie moderne à un autre avatar.

Plusieurs chirurgiens ont emprunté à Lister le mot *aseptique*, auquel il donnait une signification très précise. On vous a présenté comme un grand progrès la *chirurgie aseptique*. Comme il y avait là un mot nouveau, on l'a opposé à la *chirurgie antiseptique*.

J'ai eu quelqu'hésitation à aborder une discussion qui me met en opposition avec des amis. Mais entendant proclamer tous les jours que la *chirurgie antiseptique* n'existe plus, qu'elle a été remplacée par la *chirurgie aseptique*, je n'ai plus hésité.

Or, Messieurs, cette chirurgie aseptique, est-ce quelque chose de nouveau, est-ce même quelque chose ?

Le mot d'*asepsie* devrait s'appliquer, à une chirurgie qui n'aurait recours à aucun antiseptique chimique, qui n'emploierait que des objets aseptisés par la chaleur ou par l'ébullition et sans autres sortes de topiques et de pansements.

Elle bannit les substances antiseptiques.

Bien entendu, cette chirurgie nouvelle ne constituerait un progrès que si elle vous apportait moins de mortalité pour les opérés, et, cette mortalité étant aujourd'hui déjà bien réduite, si elle vous apportait au moins une réparation plus parfaite de toutes les plaies.

L'expérience n'a pas répondu aux prétentions des auteurs, et vous chercheriez vainement aujourd'hui une statistique d'un service hospitalier purement aseptique.

Seule la chirurgie abdominale a offert un champ opératoire satisfaisant pour les chirurgiens aseptiques. Les premiers opérateurs avaient déjà démontré que le péritoine, toujours de bonne composition, répare bien si on ne lui inocule pas des matières trop septiques.

Mais la chirurgie courante, la chirurgie des os et des articulations, la chirurgie hospitalière, a apporté de cruels déboires à ceux qui ont voulu faire ces tentatives. Aux plus heureux elle n'a rien donné qui fut supérieur à ce que donnait si simplement la chirurgie antiseptique.

Même en ne faisant qu'une chirurgie mixte, c'est-à-dire en diminuant simplement la quantité des antiseptiques employés, on ne peut plus pratiquer la chirurgie que dans des laboratoires outillés d'une façon irréprochable. Les prétentions des salles d'opération modernes vont toujours grandissantes. Les architectes sont tellement affolés par les demandes des chirurgiens qu'ils les construisent aujourd'hui sans air et sans lumière, préoccupés qu'ils sont des autres exigences des opérateurs aseptiques.

Ceux-ci ont-ils diminué la mortalité d'un seul point ? Vous n'en trouverez aucune preuve. Cette diminution était du reste bien difficile.

Nous avons démontré des mortalités bien réduites et j'ai donné moi-même, par exemple, des résultats de la *résection du genou*, autrefois la plus meurtrière de toutes les grandes opérations, sans un cas de mort pour près d'une centaine de cas (quatre-vingt-dix-huit).

Avant que les chirurgiens, qui font de la chirurgie *exclusivement aseptique*, aient produit une statistique importante de grandes résections articulaires sans mort, bien du temps se passera encore.

En revanche, on pourrait citer des opérations aseptiques pour lesquels la chirurgie articulaire a été singulièrement malheureuse.

Ont-ils diminué les petits accidents secondaires, c'est-à-dire les cas de petites suppurations tardives et partielles qui, pour la chirurgie antiseptique, sont habituellement dues à quelque négligence dans l'application des pansements ?

Mais de celles-là ils en ont, sans compter les éliminations secondaires de fils perdus qui nous sont absolument inconnus.

En revanche, ils ont fatalement à leur actif quelques accidents graves. Ce qui caractérisait la chirurgie antiseptique, c'était la *sécurité* et la *régularité*. C'est là, comme je l'ai dit tout à l'heure, ce qui fait l'essence de la grande découverte de Lister. En abordant les opérations les plus dangereuses, vous savez que vous êtes couvert par votre propre action.

Ecoutez les chirurgiens aseptiques. Ils ne cesseront de vous répéter que tel accident est dû à la gaze, aux instruments, au linge, à l'aide ou à l'infirmier, à tout le monde, excepté à eux-mêmes.

Notez bien pourtant que le chirurgien aseptique véritable n'existe guère et vous le trouvez presque toujours *antiseptique honteux*. Voyez-le employer carrément la solution de sublimé au millième et dites-moi si cette *asepsie* valait la peine d'une appellation spéciale.

Est-ce à dire que les chirurgiens qui ont conduit ce mouvement n'ont rien fait, et qu'il n'y a aucun progrès de leur part à signaler?

Je crois que ce progrès n'a pas l'importance qu'ils lui ont attribuée. Mais, je le reconnais volontiers. Ils ont réellement ajouté quelques moyens de nettoyage et de purification des objets. Il est impossible de se contenter de les utiliser seuls. Mais ils peuvent s'ajouter à ceux que nous employons tous les jours ; et en certaines circonstances ils peuvent rendre de réels services.

C'est ainsi que l'usage des étuves humides est fort utile et pour certaines formes des accidents des plaies détermine une réelle et nouvelle sécurité. Pour notre part, nous y avons trouvé un moyen de simplification au lieu de l'employer comme une complication toujours urgente.

Il n'en reste pas moins évident que les prétentions de la chirurgie aseptique ne sont pas justifiées et que nous pouvons considérer cette pratique comme un véritable recul sur les progrès acquis par Lister depuis tant d'années.

Lorsque Lister était venu, il avait supprimé la question architecturale. Il avait démontré que la chirurgie sûre pouvait se faire partout. La question matérielle était pour lui limitée à quelques pratiques nouvelles qui avaient un caractère de précision et de régularité.

Aujourd'hui, non seulement l'architecte est redevenu le fondement premier et indispensable de la chirurgie, mais il faut encore l'ingénieur. Sans eux, plus de chirurgie possible. Il est vrai qu'on veut couramment qu'aussitôt que l'architecte et l'ingénieur ont passé par là, tout le monde soit apte à faire de la chirurgie. Il devient bien inutile d'apprendre la chirurgie, puisque toute la valeur du chirurgien repose sur les conditions matérielles de son intervention.

Vous entendez des chirurgiens qui vous font remarquer sans rire les *prodigieux avantages* de leurs salles d'opération dans lesquelles les fils électriques sont enfouis dans le mur et les robinets des lavabos ne tournent que sous l'action d'une pédale.

Or tout cela et bien d'autres minuties n'ont aucun intérêt sérieux.

Notez que je ne me moque pas et que je ne vous ai rien dit du bocal en verre dans lequel se renferment certains opérateurs, des gants de fil pour opération et du dernier avatar, du respirateur, que doivent se mettre les chirurgiens qui distribuent l'infection par leur respiration à la surface des plaies que leur main pratique.

Messieurs, ceux qui, comme moi, ont pu garder le souvenir des sarcasmes qui ont été adressés à Lister ou à moi-même, des plaisanteries sans nom qui ont acceuilli la pratique de la pulvérisation qui reposait sur une idée juste, et qui avait pour elle une expérience intéressante, ceux-là peuvent se rendre compte du chemin parcouru. Comme il arrivait autrefois, on refusait d'accueillir la vérité et il fallait courber la tête. Aujourd'hui il faut approuver tous les excès du snobisme scientifique, sous peine d'être taxé de rétrograde.

Toutes ces pratiques peuvent avoir un crédit dans le monde non médical. Le plus grand nombre sont destinés à stupéfier les gens qui ne sont pas de la profession. Elles ne devraient avoir aucun mérite aux yeux des médecins suffisamment instruits de la pratique et de l'histoire de la chirurgie.

Ces excès sont faits surtout pour retarder le progrès. Ils nous amènent à étudier les grandes questions de la chirurgie par les petits côtés.

La chirurgie de Lister reste tout entière. Elle nous a montré que les influences qui entravent la réparation des plaies peuvent être étudiées très méthodiquement.

Ces influences ne sont pas très nombreuses.

Elles sont constantes.

Le champ opératoire à protéger est peu étendu. L'action des antiseptiques doit être très limitée.

L'action utile du chirurgien n'est pas une question de matériel, c'est une question de doctrine.

Plus de trente années d'expérience de la chirurgie moderne nous ont montré que les complications des plaies, les petites comme les grandes, tiennent non pas à de petites actions très difficiles à prévoir, mais à des actions grossières en quelque sorte que la pratique régulière doit aisément prévenir.

Si le chirurgien, qui doit compter avec le pharmacien qui lui livre des produits, avec l'industriel qui les prépare, doit encore s'occuper d'un monde d'infirmiers et de mécaniciens et même en ville du tapissier et du peintre, il nous faut dire adieu à la science chirurgicale pour tomber dans l'entreprise industrielle, telle que certains en ont eu la conception très moderne, conception qui a certainement plu au public.

Après avoir participé au mouvement ascendant de la science, en montrant un esprit tout à fait libre pour apprécier et adopter le progrès, je suis bien assuré aujourd'hui que la chirurgie subit un mouvement de recul.

Vous savez combien ces fluctuations sont fréquentes dans l'histoire des sciences.

Elles sont les conséquences mêmes de la poussée révolutionnaire qui a amené les découvertes récentes. La foule des inventeurs tentés par la grandeur ou la simplicité de l'action des Maîtres ont prétendu bouleverser comme eux la pratique chirurgicale. En place de l'inspiration du génie et de l'œuvre mûrie par l'étude et la méditation, ils ont apporté l'appoint d'une imagination désordonnée et qui confond le progrès avec la révolution.

Ajoutez à cela l'esprit d'entreprise, la soif de découvertes qui s'est emparée des praticiens modernes et vous aurez la raison des abus scientifiques et pratiques qui mettent actuellement en péril l'œuvre chirurgicale.

Je ne crois pas beaucoup, pour ma part, à la longue durée de ce péril. Je crois en particulier que, dans notre pays, dans lequel l'éducation générale et l'instruction clinique sont de lointaine tradition, il sera plus facile de revenir en arrière et de ne point perdre le bénéfice du grand progrès scientifique auquel nous avons assisté.

Cependant, je considère comme un devoir de vous faire voir de près ce progrès, de vous faire étudier avec précision les petits et les grands côtés ; c'est là ce qui m'a amené à profiter de votre présence pour vous présenter le programme des leçons que j'inaugure aujourd'hui.

La chirurgie depuis Lister doit être une œuvre scientifique basée sur des notions précises et empruntant à la précision de ces notions une régularité aussi parfaite que celle que représente l'expérimentation physiologique.

L'opération est complexe, plus complexe que l'expérience proprement dite. Soit. Mais ses suites peuvent être prévues et si nous ne pouvons éviter absolument la mortalité, ni les accidents, nous avons le droit et le devoir de n'être jamais pris au dépourvu par certaines formes d'accidents.

Quant aux moyens qui doivent faire passer la chirurgie de son état meurtrier et irrégulier à l'état scientifique bénin et régulier, ils peuvent être parfaitement simples en raison de la simplicité des causes des accidents.

Les indications à suivre sont presque mathématiques. Elles peuvent être appliquées à toutes les formes de la chirurgie et dans tous les lieux.

Leur application est sans doute plus facile dans des circonstances déterminées.

Mais l'ingéniosité chirurgicale doit mettre en jeu toutes les ressources nécessaires pour obtenir partout la sécurité et la perfection du résultat.

Les prétendues découvertes qui ont pour résultat de subordonner la chirurgie à une question de milieu et qui dans ce milieu péniblement créé sont à la merci d'un incident futile qui transforme en désastre la plus simple des opérations aseptiques, ces découvertes constituent un recul sur l'état de la chirurgie auquel nous avons dû tout le progrès actuel.

J'ai la prétention de vous démontrer les faits de deux façons. La leçon me permettra de vous donner la théorie et je compte par l'exemple, c'est-à-dire par les opérations et par l'étude des traumatismes, vous donner *in loco* toutes les démonstrations nécessaires.

Le programme de ces leçons sera très simple.

Je veux vous montrer les applications de la chirurgie antiseptique aux conditions les plus variées de la chirurgie générale.

Comme il arrive, chacun de nous a un champ d'action qui lui est plus familier et vous trouverez, par exemple, ici les éléments de l'étude la plus complète possible des hernies.

Aussi, je compte leur consacrer une série de leçons. Mais comme je tiens au caractère général de mon enseignement, je les intercalerai dans des leçons sur d'autres sujets de façon à ne laisser passer aucun des éléments d'éducation clinique dont l'Hôtel-Dieu vous offrira, j'en suis assuré maintenant, une ample moisson.

3

JOURNAL

DE

MÉDECINE ET DE CHIRURGIE PRATIQUES

A L'USAGE DES MÉDECINS PRATICIENS

Docteur Just LUCAS-CHAMPIONNIÈRE
Chirurgien de l'Hôtel-Dieu
Membre de l'Académie de Médecine
RÉDACTEUR EN CHEF

ET

Docteur Paul LUCAS-CHAMPIONNIÈRE
ANCIEN INTERNE DES HÔPITAUX

Paraissant deux fois par mois par cahiers
de 48 pages et de 32 pages.

Prix annuel.......... { *France* .... 10 fr.
{ *Etranger* .... 12 fr.

RUE DE NESLES, N° 8

Ouvrages du Dʳ Just LUCAS-CHAMPIONNIÈRE :

La chirurgie antiseptique simple. — Histoire et théorie.

Sur la désinfection d'un service de varioleux (*pavillon en bois*) **et ses transformations en service chirurgical.** (*Société de médecine publique*, 1888.)

Les conditions matérielles d'une bonne salle d'opérations.

Clermont (Oise). — Imprimerie Daix frères, 3, place Saint-André.

9 782019 289836